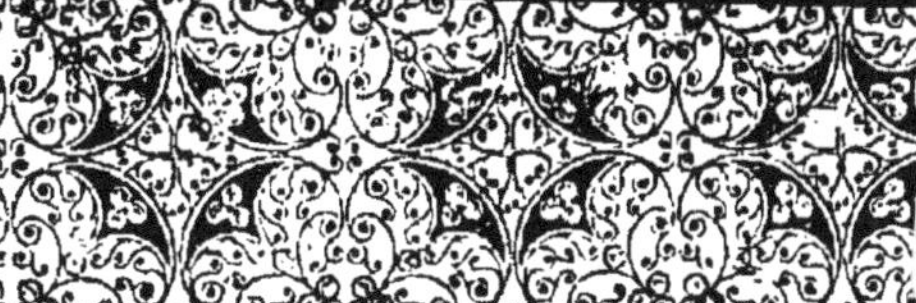 

Examen Critique

du Projet de loi

sur la

SÉQUESTRATION

DES ALIÉNÉS,

Par Adéodat Faivre,

DOCTEUR EN MÉDECINE,
DIRECTEUR DE LA MAISON DE SANTÉ DE St-JULIEN, EX-MÉDECIN
DE L'HOSPICE DE L'ANTIQUAILLE ET DE L'ÉTABLISSEMENT
DES FRÈRES DE SAINT-JEAN-DE-DIEU.

Summum jus, summa injuria

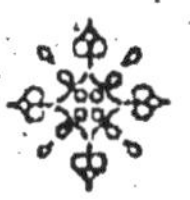

LYON.

MAIRE FRÈRES, LIBRAIRES,

Grande rue Mercière.

1838.

EXAMEN CRITIQUE

DU PROJET DE LOI

SUR LA

SÉQUESTRATION DES ALIÉNÉS.

LYON,

IMPRIMERIE TYPOGRAPHIQUE ET LITHOGRAPHIQUE
DE LOUIS PERRIN,
rue d'Amboise, 6, quartier des Célestins.

EXAMEN CRITIQUE

DU PROJET DE LOI

SUR LA

SÉQUESTRATION

DES ALIÉNÉS,

Par Adéodat Faivre,

DOCTEUR EN MÉDECINE,
DIRECTEUR DE LA MAISON DE SANTÉ DE SAINT-JULIEN,
EX-MÉDECIN DE L'HOSPICE DE L'ANTIQUAILLE ET DE L'ÉTABLISSEMENT
DES FRÈRES DE SAINT-JEAN-DE-DIEU.

Summum jus, summa injuria.

LYON.

MAIRE FRÈRES, LIBRAIRES,

Grande rue Mercière.

—

1838.

PROJET DE LOI.

—

TITRE PREMIER.

Art. 1er Chaque département sera tenu d'avoir un établissement destiné à recevoir les aliénés, ou de traiter avec un établissement public ou privé qui s'engagera à les recevoir.

Les établissements publics consacrés aux aliénés, sont placés sous la surveillance du Gouvernement.

Les établissements privés, consacrés aux aliénés, sont placés sous la surveillance de la haute police et des autorités administratives.

Art. 2. Le préfet et les personnes qu'il aura spécialement désignées à cet effet, le président du tribunal, le procureur du roi et le maire de la commune, sont chargés d'inspecter les établissements d'aliénés ; ils seront admis toutes les fois qu'ils se présenteront.

Art. 3. Nul ne pourra diriger ni former aucun établissement privé consacré aux aliénés , sans l'autorisation du Gouvernement.

Les établissements actuellement existants seront maintenus à la charge par ceux qui les dirigent de remplir les formalités, et de se soumettre aux obligations prévues par la présente loi.

Aucun établissement privé, consacré au traitement d'autres maladies, ne pourra recevoir les personnes atteintes d'aliénation mentale.

Art. 4. Des réglements d'administration publique détermineront les conditions auxquelles seront accordées les autorisations énoncées en l'article précédent, les cas où elles pourront être retirées, et les obligations auxquelles seront soumis les établissements autorisés.

TITRE SECOND.

§ 1. — *Des Placements volontaires.*

Art. 5. Les chefs, directeurs ou préposés responsables des établissements désignés dans les art. 1 et 2, lorsqu'ils recevront une personne atteinte d'aliénation mentale, se feront remettre, 1° une demande d'admission écrite et signée par la personne qui fera effectuer le placement, et si cette personne ne sait pas écrire, reçue par le maire ou le commissaire de police chargé d'en donner acte.

2° Un certificat de médecin constatant l'état men tal de la personne à placer, et indiquant les particularités de la maladie et les causes, si elles sont connues. Ce certificat devra être délivré quinze jours au plus avant sa remise.

3° L'acte de naissance, le passeport, ou tout autre pièce propre à constater l'individualité de la personne.

4° S'il existe un jugement d'interdiction, un extrait de ce jugement.

Les établissements publics peuvent se dispenser d'exiger, avant l'admission, la production du certificat du médecin.

Il sera fait mention de toutes les pièces dans un bulletin d'entrée qui sera envoyé dans ces vingt-quatre heures, avec un certificat du médecin de l'établissement, au préfet de police, à Paris, au préfet ou sous-préfet, dans les départements, et aux maires dans les communes autres que les chefs-lieux d'arrondissement ou de département. Le sous-préfet et le maire en feront immédiatement l'envoi au préfet.

Art. 6. Dans les trois jours de la réception du bulletin, le préfet chargera un ou plusieurs hommes de l'art de visiter la personne désignée dans le bulletin, à l'effet de constater son état mental et d'en faire rapport sur-le-champ.

Art. 7. Dans le même délai, le préfet notifiera administrativement les nom, profession et domicile de la personne placée, et les causes de la maladie et du placement, 1° au procureur du roi de l'arrondissement de la situation de l'établissement ; 2° au procureur du roi de l'arrondissement du domicile de la personne.

Art. 8. Toute personne placée dans un établissement d'aliénés, cessera d'y être retenue aussitôt que les médecins de l'établissement estimeront que la guérison est obtenue, ou que la famille demandera qu'elle lui soit rendue.

Art. 9. Dans les vingt-quatre heures de la sortie, les chefs, directeurs ou les préposés responsables de l'établissement, en donneront avis aux autorités désignées dans le deuxième paragraphe de l'art 5.

Art. 10. Le préfet pourra toujours ordonner la sortie immédiate des personnes placées dans les établissements d'aliénés.

§ 2. — *Des Placements ordonnés par l'autorité.*

Art. 11. Le préfet de police, à Paris, et, dans les départements, les préfets pourront ordonner d'office le placement dans un établissement public d'aliénés de toutes personnes interdites ou non interdites, dont l'état d'aliénation compromettrait la sûreté publique.

Art. 12. En cas de danger éminent attesté par le certificat d'un médecin ou par la notoriété publique, les commissaires de police, à Paris, et les maires dans les départements, peuvent ordonner, à l'égard des personnes atteintes d'aliénation mentale, les mesures provisoires nécessaires, à la charge d'en référer dans les vingt-quatre heures, au préfet qui statuera sans délai.

Art. 13. Aucun ordre de placement né pourra avoir d'effet pour plus de six mois; dans la quinzaine qui précédera l'expiration de ce délai, une nouvelle visite sera ordonnée, conformément à l'art. 6, et le préfet décidera si l'ordre doit être renouvelé. En cas d'expiration du délai, sans que l'ordre ait été renouvelé, la personne placée cessera d'être retenue.

Art. 14. Le préfet pourra décerner, à l'égard des personnes placées dans un établissement d'aliénés, conformément à l'art. 5, et dont l'état mental pourrait compromettre la sûreté publique, un ordre spécial, à l'effet d'empêcher qu'elles ne sortent de l'établissement sans son autorisation, si ce n'est pour être placées dans un autre établissement : les chefs, directeurs ou préposés responsables, seront tenus de se conformer à cet ordre.

Art. 15. Les procureurs du roi, seront informés de tous les ordres qui seront donnés en vertu des articles précédents, dans la forme et le délai énoncés en l'art. 7.

Il en sera également donné avis au ministre de l'intérieur. Cet ordre sera notifié au domicile des personnes qui seront comprises, et au maire de ce domicile.

Art. 16. Aussitôt que les médecins penseront que la sortie peut être ordonnée, il en sera référé au préfet qui statuera sans délai.

Art. 17. Les établissements publics d'aliénés, sont tenus de recevoir les personnes qui leur sont adressées, en vertu d'un ordre de placement donné par le préfet.

Les hospices civils seront tenus de recevoir provisoirement les personnes qui leur seront adressées, en vertu des art. 11 et 12 de la présente loi, jusqu'à ce qu'elles soient dirigées sur l'établissement spécial destiné à les recevoir, aux termes de l'art. 1er, ou pendant le trajet qu'elles font pour s'y rendre.

Les aliénés ne pourront être déposés en aucun autre lieu, dans la commune où il existe des hospices.

Art. 18. La dépense du transport, de l'entretien, du

séjour et du traitement des personnes placées dans les hospices ou établissements publics d'aliénés, sera réglée d'après un tarif arrêté par le préfet. Cette dépense sera à la charge des personnes placées; à défaut à la charge de ceux auxquels il peut être demandé des aliments, aux termes des art. 205 et suivants du Code civil.

S'il y a contestation sur l'obligation de fournir des aliments ou sur leur quotité, il sera statué par le tribunal, à la diligence de l'administration désignée en exécution des art. 21 et 22.

Le recouvrement des sommes dues sera poursuivi et opéré à la diligence de l'administration de l'enregistrement.

Art. 19. Au défaut ou en cas d'insuffisance des ressources énoncées en l'article précédent, il sera pourvu à cette dépense sur les centimes variables du département, sans préjudice du concours de la commune du domicile de l'aliéné, d'après les bases préposées par le conseil général, sur l'avis du préfet et approuvé par le Gouvernement.

Les hospices seront tenus à une indemnité proportionnée au nombre des aliénés dont le traitement ou l'entretien étaient à leur charge, et qui seront placés dans un établissement public d'aliénés.

En cas de contestation, il sera statué par le conseil de préfecture.

Art. 20. Toute personne placée ou retenue dans un établissement d'aliénés, et tout parent de cette personne pourront, à quelque époque que ce soit, se pourvoir devant le tribunal qui, après les vérifications nécessaires, ordonnera, s'il y a lieu, sa sortie immédiate.

Les personnes qui auront demandé le placement, et le procureur du roi, peuvent se pourvoir aux mêmes fins. La décision sera rendue, sur simple requête, à la chambre du conseil, elle ne sera pas motivée.

Art. 21. Les chefs, directeurs ou préposés responsables, ne pourront, sous les peines portées en l'art. 120 du Code pénal, retenir une personne placée dans un établissement d'aliénés, dès que sa sortie aura été ordonnée par le préfet, aux termes de l'art. 12, ou par le tribunal, aux termes des articles précédents, ou bien que cette personne se trouvera dans le cas énoncé par l'art. 10, ou par le dernier paragraphe de l'art. 13.

Art. 21 *bis*. Les commissions administratives des hospices et établissements d'aliénés, exerçant à l'égard des personnes non interdites qui y seront placées, les fonctions de tutelle établies à l'égard des enfants admis dans les hospices par l'art. 1er de la loi du 15 pluviôse an 13. Cette tutelle sera gratuite et garantie conformément à l'art. 5 de la même loi.

Néanmoins, les familles pourront toujours recourir, à l'égard de ces personnes, aux dispositions des articles suivants :

Art. 22. Sur la demande des parents de l'époux, de l'épouse, ou sur la provocation d'office du procureur du roi, le président du tribunal civil pourra nommer un administrateur provisoire aux biens de toute personne non interdite, placée dans un établissement privé, ou dans un établissement public non dirigé par une commission administrative, ou de surveillance.

Art. 23. Les significations à faire à une personne placée dans un établissement d'aliénés, devront, à peine de nullité, être faites au domicile de l'administrateur

provisoire , ou, à défaut, à la personne du chef, directeur, ou préposé responsable de l'établissement, qui
visera l'original.

Art. 24. Le président, à la requête de la partie la
plus diligente commettra un notaire pour représenter
les personnes énoncées en l'article précédent, dans les
inventaires, comptes, partages, liquidations dans lesquels elles seraient intéressées.

Art. 25. Les pouvoirs conférés en exécution des articles précédents, cesseront de plein droit, dès que la
personne placée dans un établissement d'aliénés cessera
d'y être retenue.

Art. 26. Si la personne décède dans l'établissement,
sans que son interdiction ait été prononcée ni provoquée, les actes qu'elle aura faits pendant qu'elle y
était, pourraient être attaqués pour cause de démence.

DISPOSITIONS GÉNÉRALES.

Art. 27. Les contraventions aux dispositions des
art. 3, 5 et 14 de la présente loi, et au réglement
rendu en vertu de l'art. 4, seront punies d'un empri-
sonnement de cinq jours à un an, et d'une amende
de 50 fr. à 3,000 fr., ou de l'une ou l'autre de ces
peines.

Il pourra être fait application de l'art. 463 du Code
pénal.

EXAMEN CRITIQUE

DU

PROJET DE LOI

SUR LA

SÉQUESTRATION DES ALIÉNÉS.

⁂

Un projet de loi sur la séquestration des aliénés a été voté par MM. les Députés, et vient d'être présenté à la Chambre des Pairs.

A la lecture des réglements qu'il renferme, on s'aperçoit aisément que la plupart ont été adoptés sous l'empire d'une erreur irréfléchie relativement aux dangers que court la liberté individuelle dans les établissements consacrés au traitement de l'aliénation mentale.

On peut même affirmer, que dans ce projet, toute autre pensée est accessoire à cette préoccupation principale.

S'agit-il, par exemple, de résoudre les questions importantes qui s'élèvent sur l'interdiction des aliénés, de réformer les articles très imparfaits du Code civil qui ont trait à cette matière? le projet de loi se tait... Toutefois, nous devons savoir gré à nos législateurs de ne point avoir empiré le mal déjà existant, en admettant sans restriction les dispositions au moins étranges qui leur avaient été proposées par l'ancien ministère.

S'agit-il encore de régulariser l'espèce de surveillance que certains établissements pourraient mériter? il n'est pas un des articles du projet de loi qui ait manifestement pour objet le bien-être matériel et moral des malades. Si, à l'avenir, les autorités administratives et judiciaires auront acquis un droit légal d'inspection sur tous les établissements publics ou privés, ce ne sera point pour s'enquérir de la manière dont les aliénés y sont tenus, ni pour savoir jusqu'à quel point on y observe scrupuleusement les lois de l'hygiène et d'une bienveillante hospitalité, ou bien, si l'on daigne s'en occuper, ce ne sera que secondairement, c'est-à-dire qu'après s'être assuré que tous les malades renfermés dans l'établissement sont bien réellement malades et dignes d'y figurer.

Ainsi donc, à part un petit nombre d'élus, tous les Députés ont écouté la discussion du premier projet ministériel, avec la conviction bien arrêtée d'avance que le premier de leurs devoirs était de mettre un terme, *par une bonne loi*, aux abus déjà existants, et d'en prévenir beaucoup d'autres pour l'avenir.

Aussi se sont-ils empressés d'entasser articles sur articles pour rendre impossibles des crimes dont il est fort remarquable que personne ne s'est jamais plaint depuis cinquante ans.

Dans la première partie de cet opuscule, je m'attacherai à démontrer que la plupart des articles du projet de loi gêneront le placement, et par conséquent la guérison des malades, blesseront les familles dans leur secret et dans leur honneur, rempliront mal le but que les législateurs se proposent, et deviendront une source de désordre et d'insubordination dans les maisons de fous. Je ferai voir que deux de ces articles donnent à MM. les préfets des attributions manifestement exagérées et jusqu'à certain point dangereuses pour la liberté individuelle; enfin, je m'expliquerai, en peu de mots, sur tout ce que la loi contient d'injuste, à l'égard des chefs d'établissement.

Dans la seconde partie, j'invoquerai le raisonnement et l'expérience à l'appui de cette vérité, que les séquestrations injustes prétextées par la folie, sont non seulement difficiles, mais encore impossibles. J'indiquerai les précautions de police au moyen desquelles on pourrait aisément rassurer, à cet égard, les esprits les plus timorés. Enfin, je terminerai en faisant sentir à mes lecteurs que les abus sont inséparables de toutes les institutions humaines, et qu'il serait aussi absurde que dangereux de chercher à prévenir ceux qui sont rares, chimériques, par d'autres d'autant plus criants qu'ils seraient de tous les jours et applicables à une multitude de personnes.

*

PREMIÈRE PARTIE.

Le savant Esquirol, dans un mémoire lumineux qu'il publia en 1832, sur l'isolement et
l'interdiction des aliénés, disait, avec raison,
que la mesure salutaire par laquelle on les
soustrait subitement à leurs habitudes, à leurs
entourages, devait être libre et dégagée de toute
entrave, puisque le sort des malades, leur avenir dépendent fort souvent de la promptitude
et de l'opportunité de leur séquestration; il
voulait (ce sont ses expressions), qu'il n'y eût
pas plus de difficulté à faire transporter un
aliéné dans un hospice ou dans un établissement privé, qu'à faire entrer un blessé ou un

fiévreux dans un hôpital. Enfin, il faisait des vœux pour que leur honneur fut ménagé, et pour qu'une catastrophe, souvent passagère, ne devînt pas la fable de toute une ville par de vaines formalités.

Or, il ne me sera pas difficile de démontrer que le projet de loi dont il est question, présente précisément les deux inconvénients prévus par M. Esquirol.

Ainsi, par exemple, l'article 5 de la loi s'exprime ainsi :

« Les chefs, directeurs ou préposés respon-
« sables des établissements désignés dans les
« articles 1ᵉʳ et 2ᵉ, lorsqu'ils recevront une per-
« sonne atteinte d'aliénation mentale, se feront
« remettre 1° une demande d'admission écrite
« et signée par la personne qui fera effectuer le
« placement ; si cette personne ne sait pas
« écrire, reçue par le maire ou le commissaire
« de police chargé d'en donner acte ; 2° un cer-
« tificat du médecin constatant l'état mental de
« la personne à placer, et indiquant les particu-
« larités de la maladie et ses causes, si elles sont
« connues. Ce certificat devra être délivré quinze
« jours, au plus, avant sa remise ; 3° l'acte de
« naissance, le passeport ou toute autre pièce
« propre à constater l'individualité de la per-
« sonne.

« 4° S'il existe un jugement d'interdiction,
« un extrait de ce jugement.

« Les établissements publics pourront se dis-
« penser d'exiger, avant l'admission, la produc-
« tion du certificat du médecin.

« Il sera fait mention de toutes les pièces,
« dans un bulletin d'entrée qui sera envoyé, dans
« les vingt-quatre heures, avec un certificat du
« médecin de l'établissement, au préfet de po-
« lice à Paris, au préfet ou sous-préfet dans les
« départements, et aux maires dans les com-
« munes, autres que les chefs-lieux d'arrondisse-
« ment ou de département. Le sous-préfet et le
« maire en feront immédiatement l'envoi au
« préfet. »

Rien, en apparence, de plus facile à remplir
que ces formalités ; et cependant, dans la pratique, il se présentera une foule de cas où leur
exécution sera tout-à-fait impossible.

Ainsi, dans les maisons de fous, on les amène
souvent de très loin ; le voyage a été provoqué
par une nécessité subite, imprévue ; on est
parti à la hâte ; les personnes qui accompagnent
l'aliéné ont eu à peine le temps de prendre des
passeports pour elles-mêmes. Elles n'ont point
songé qu'il en fût besoin pour le malade ;
celui-ci, d'ailleurs, n'était point en état d'être
présenté à la mairie ; on a oublié son acte de

naissance ; on ne s'est point imaginé qu'un certificat de médecin fût nécessaire pour constater une maladie, qui, le plus souvent, n'est que trop visible aux yeux de tous ; en un mot, toutes les pièces voulues par l'article 5 du projet de loi ne sont point présentes, et cependant le malade arrive à la porte de l'établissement.

Si l'on s'en tient strictement à la lettre de la loi, je demande ce que devra faire le directeur en pareille occasion ? s'il reçoit tout simplement l'aliéné comme cela se pratique tous les jours à présent, selon toutes les règles du bon sens, et de l'humanité, il deviendra passible des peines très graves, portées par l'article 27 du projet de loi ; si pour ne compromettre ni sa bourse, ni sa liberté, il refuse sa porte au malade, que fera-t-on de celui-ci ? le conduira-t-on dans une auberge ou dans une prison ? Et si ce malade est furieux, difficile à contenir, disposé au suicide, l'exposera-t-on à toute sorte de péril ? donnera-t-on ses extravagances ou ses emportements, en spectacle à la multitude ? le privera-t-on enfin de l'isolement et du traitement qui lui sont immédiatement nécessaires, jusqu'à ce que l'on se soit procuré toutes les pièces nécessaires à son admission ? Et encore, faut-il se rappeler que dans une auberge, le malade serait tenu, selon les réglements de la police, d'exhiber un passeport ; s'il n'en a pas , que deviendra-t-il donc?

On voit clairement, que l'article 5 du projet de loi, ne sera point toujours exécutable, car cette loi ne sera certainement pas connue du public. Personne en France n'y a pris garde, si ce n'est quelques personnes intéressées à la connaître , les chefs d'établissements ; par exemple, qui en ont compris sur-le-champ toute la portée , et qui se verront, si elle passe sans amendement à la Chambre des Pairs , dans l'alternative de désobéir, ou de refuser impitoyablement l'entrée de leur maison à des infortunés qui ont le besoin le plus pressant de leur protection , et de leurs soins.

Il n'est pas rare de voir amener dans les hospices des aliénés vagabonds dont on ne connaît ni le nom, ni le domicile; ils sont ramassés çà et là, ou sur les grands chemins, par la gendarmerie, ou dans les rues des grandes villes, par la police. Que fera-t-on de ces gens-là, en attendant que l'on se soit procuré leur acte de naissance, ou leur passeport? Je sais bien qu'en vertu de l'article 11 , le préfet de police à Paris, et dans les départements , les préfets, ou même les maires, pourront, d'office, ordonner le placement de ces individus dans un établissement d'aliénés, *s'ils compromettent la sûreté publique.*

Mais les abandonnera-t-on, s'il n'y a que leur sûreté personnelle de compromise? les laissera-t-on se jeter à la rivière, se pendre, se mutiler comme cela ne se voit que trop souvent, le tout par respect pour la liberté individuelle? et, dans tous les cas possibles, sera-t-il interdit aux personnes compâtissantes de les retirer chez elles, de les conduire dans un hospice, de les soustraire promptement, soit à leur propre fureur, soit aux insultes de la populace? vaudra-t-il mieux les délaisser en attendant l'autorisation d'un maire ou d'un préfet?

On voit, d'après cet exposé, combien les exigences de l'article 5 du projet de loi, sont gênantes, pour ne pas dire absurdes; ne serait-il pas beaucoup plus simple que la loi autorisât les chefs d'établissements à recevoir, purement et simplement, les malades qui leur sont présentés, quittes à remplir plus tard certaines formalités rassurantes pour la société, comme pour les individus. Pourquoi ne confierait-on pas à des citoyens connus le droit de s'emparer d'un aliéné, de le conduire directement dans un hospice, sous leur propre responsabilité?

Quand un maçon tombe d'un toit, on ne conteste pas aux passants le droit de le ramasser, de le porter à l'hôpital; pourquoi les fous seraient-ils privés du même privilége et ne participeraient-ils pas au bienfait de la commisération publique ?

A la lecture de pareilles dispositions, on s'imaginerait que MM. les députés ne se sont nullement doutés de la nécessité d'administrer à certains aliénés, qui ne le sont que depuis quelques jours, les secours les plus prompts, les plus efficaces, et cependant il n'en est point ainsi; tous ont été suffisamment avertis et plusieurs ont paru fort bien comprendre cette vérité. Ainsi, par exemple, M. Vivien, rapporteur de la commission, après avoir cherché à rassurer ceux de ses collègues qui ne trouvaient pas encore assez de garanties pour la liberté individuelle dans les articles de la loi, s'est exprimé ainsi :

« On avait voulu, par une légitime préoccu-
« pation des intérêts de la liberté individuelle,
« ajouter à ces garanties dans certaines circons-
« tances. Et particulièrement dans l'établisse-
« ment de Charenton, le réglement portait
« *qu'aucun individu ne pourrait y être placé*
« *sans une réquisition du maire de son domi-*
« *cile.* Eh bien ! un mois après que ce régle-
« ment était mis à exécution, le ministre de
« l'intérieur était obligé de donner au chef de
« la maison l'autorisation de recevoir les ma-

« lades avant que la requisition du maire eût
« été produite. Vous savez, en effet, que quand
« une personne se trouve frappée de cette ef-
« froyable maladie, les premiers soins à pren-
« dre c'est de la placer dans les conditions qui
« peuvent améliorer sa situation. On a déjà dit,
« et ceux de nos collègues qui exercent la pro-
« fession médicale, ont déclaré, avec tous les
« autres médecins, que l'isolement était le pre-
« mier remède à employer à l'égard d'une per-
« sonne frappée d'aliénation mentale. Le retard
« qui serait occasioné par la nécessité de re-
« courir à certaines formalités, nuit à la situation
« de ces individus, risque de compromettre
« leur état et de faire dégénérer une aliénation
« qui n'aurait pas un caractère de gravité déter-
« miné, en une fureur violente et parfois mor-
« telle. C'est par cette considération qu'on a
« toujours pensé qu'il ne fallait pas, *dans un*
« *intérêt exagéré pour la liberté individuelle*
« *qui n'est pas compromise*, établir des forma-
« lités qui pourraient nuire à l'intérêt sacré de
« la santé. »

Et un peu plus loin le même orateur ajoute:

« C'est dans un grand nombre de circons-
« tances, hors de son domicile et loin de sa
« famille, qu'un individu se trouve frappé d'a-
« liénation. Voulez-vous qu'une personne qui

« se trouvera temporairement à Paris (c'est un
« cas qui se présente très fréquemment et dont
« j'ai eu moi-même l'expérience dans les fonc-
« tions que j'ai remplies), voulez-vous que
« cette personne qui se trouvera dans un hôtel
« garni , par exemple, ne puisse , avant qu'on
« ait assemblé le conseil de famille , être ren-
« fermée dans un établissement où elle rece-
« vrait les secours que sa situation exige?

« Remarquez que votre proposition irait bien
« plus loin; car elle empêcherait un individu
« malade d'être reçu dans un hôpital ou un
« hospice, par exemple, pour une fièvre chaude
« dont il serait atteint. On peut aujourd'hui l'y
« faire entrer librement. Cependant l'admission,
« dans ce cas, approche de la séquestration;
« c'en est une véritable pour l'individu qui
« est ainsi renfermé.

« Et pourtant je le répète, il arrivera tous
« les jours que des individus, dans la situation
« que je viens d'indiquer, sont transportés
« dans un hospice, à la requête de personnes
« généreuses qui prennent sur elles la respon-
« sabilité d'une telle mesure.

« *A côté des attentats qu'on suppose et dont*
« *la prévision est contredite par l'expérience,*
« qu'il me soit permis de dire que la plupart
« du temps ce sont des amis de l'humanité,

« des personnes généreuses qui viennent, par
« ce moyen, au secours des malades. Voulez-
« vous ôter ainsi à l'humanité les moyens qu'elle
« a de s'exercer, et empêcher de donner à ceux
« qui souffrent les secours dont ils ont besoin ? »

Après avoir lu de semblables passages, on s'étonne, à bon droit, de deux choses, la première : c'est qu'il se soit trouvé une classe d'individus assez prévenue pour n'être pas satisfaite des excellentes raisons de M. Vivien, et la seconde, que M. Vivien lui-même, ou plutôt la commission dont il était l'organe, n'ait pas senti combien, dans la loi qu'il défendait, on avait dépassé les limites de la prudence et de la sagesse.

S'il est vrai, comme l'avoue M. Vivien, que la loi n'ait à prévenir que *des attentats supposés et dont la prévision est contredite par l'expérience*, cette loi est tout-à-fait inutile.

Si elle est inutile, je demande à quoi sert cet appareil de précautions tracassières ?

Passons à l'examen des articles 6, 7, 9 et 13.

Voici comment ils sont conçus :

« Art. 6. Dans les trois jours de la réception
« des bulletins, le préfet chargera un ou plusieurs
« hommes de l'art de visiter la personne dési-
« gnée dans le bulletin, à l'effet de constater son
« état mental, et d'en faire rapport sur-le-
« champ.

« Art. 7. Dans le même délai, le préfet noti-
« fiera administrativement les nom , profes-
« sion et domicile de la personne placée, et les
« causes de la maladie et du placement.

« 1° Au procureur du roi de l'arrondissement
« de la situation de l'établissement;

« 2° Au procureur du roi de l'arrondisse-
« ment du domicile de la personne.

« Art. 9. Dans les vingt-quatre heures de la
« sortie, les chefs, directeurs ou les préposés
« responsables de l'établissement en donneront
« avis aux autorités désignées dans le deuxième
« paragraphe de l'article 5.

« Art. 13. Aucun ordre de placement ne
« pourra avoir d'effet pour plus de six mois.
« Dans la quinzaine qui précèdera l'expiration
« de ce délai, une nouvelle visite sera ordonnée
« conformément à l'article 6, et le préfet déci-
« dera si l'ordre doit être renouvelé. En cas
« d'expiration du délai, sans que l'ordre ait été
« renouvelé, la personne placée cessera d'être
« retenue. »

Quand on fait des lois, on devrait, avant tout,
prendre la peine d'en examiner scrupuleusement
les avantages et les inconvénients, et pour cela
se supposer momentanément à la place des
parties intéressées que l'on va atteindre et peut-
être compromettre gravement.

Or, c'est un point que MM. les Députés paraissent avoir tout-à-fait négligé. N'est-il pas étonnant que dans une assemblée dont plusieurs médecins illustres faisaient partie, il ne se soit pas levé un seul homme pour réclamer l'attention et le bon sens de la Chambre, en faveur des familles affligées par l'aliénation mentale?

Malheureusement l'attention des meilleurs esprits était alors détournée par les embarras d'un long interrègne ministériel...

Quel est, en effet, le premier intérêt des familles? Celui de garder le secret, de dissimuler au public un malheur qui tire d'autant plus à conséquence, que le plus souvent la folie est héréditaire. Ce n'est pas sans raison ni par l'effet d'un aveugle préjugé que l'on cherche à cacher une telle maladie.... Il est certain qu'elle peut compromettre essentiellement les générations présentes et à venir.

Or, je le demande, comment le secret sera-t-il gardé si, au terme de la loi, on est obligé,

1° De le révéler à un maire, à un sous-préfet, à un préfet et à un ou deux procureurs du roi;

2° De soumettre le malade, dans les trois jours de sa réception, à la visite *d'un ou de plusieurs hommes de l'art désignés par le préfet, à l'effet de constater son état mental, et d'en faire rapport sur-le-champ*, le tout au mépris bien manifeste du certificat récemment délivré par le médecin ordinaire de l'aliéné ou de sa famille;

3° De procéder, au bout de six mois, à une nouvelle visite de médecin, laquelle étant omise, la séquestration du sujet ne pourra être continuée sans encourir les peines stipulées dans l'article 27.

Ainsi, dans toutes ces dispositions, on trouve également compromis les intérêts des malades, le secret et l'honneur de leurs familles.

Et d'abord les intérêts des malades.

S'il est vrai que le calme et l'isolement soient des conditions essentielles à leur guérison, il faudrait, surtout au début de leur maladie, qu'ils pussent en jouir sans trouble. Cet isolement doit être tel que l'aliéné n'ait de rapport qu'avec le médecin chargé de le guérir, et avec quelques surveillants indispensables à son service et à sa sûreté. Comme il s'agit de le réduire à une retraite aussi absolue que possible, et de lui épargner les émotions morales, même les plus légères, on éloigne scrupuleusement de sa présence, non seulement les indiscrets et les curieux, mais encore ses parents et ses amis les plus intimes. Quel trait de ressemblance y a-t-il, je le demande, entre cette séquestration telle que l'art la conçoit et la prescrit, et cette visite d'un ou plusieurs médecins qui viendront la troubler par un interrogatoire, par un examen intempestifs? Pour décider, quoi? un fait constaté depuis peu de jours par un de leurs confrères : savoir qu'un malade est malade, et qu'un fou est bien réellement fou.

A qui persuadera-t-on que de pareilles visites soient toujours inoffensives? Je sais tout aussi bien qu'un autre qu'elles ne peuvent produire ni bons, ni mauvais effets chez certains individus dépourvus de tout discernement et de toute raison, perdus de folie; mais il s'en faut de beaucoup que tous ceux que l'on amène dans les établissements, soient dans cet état. La plupart sont encore susceptibles des impressions les plus vives.

Combien ne voit-on pas de malheureux qui se croient en butte aux persécutions de la police, aux poursuites de la justice humaine qu'ils s'imaginent avoir mérités par des crimes chimériques?

Combien n'en voit-on pas qui, timides, méfiants, misanthropes s'émeuvent à l'approche de visages inconnus, et voient dans toutes les personnes qui les abordent, des ennemis, des persécuteurs, des assassins? Combien d'autres qui recherchent avec ardeur les occasions de s'électriser par des conversations ou des déclamations exaltées.

Enfin, d'autres[1], encore bien plus à plaindre,
ont la conscience intime de leur position mo-
rale; ils ont cherché d'eux-mêmes une retraite
profonde pour dissimuler leur maladie au reste
des hommes. Ils voudraient rentrer sous terre
pour y cacher l'excès de leur misère et de leur
désespoir!...

La raison dit que de tels malades doivent
être isolés, et que cet isolement doit être com-
plet. Mais il ne le sera point s'il est troublé par
les visites prescrites en vertu des articles 6 et
13 de la loi. Ces malheureux, dont un bon
nombre ne demande qu'à vivre en paix, vi-
vront-ils en paix réellement s'ils savent qu'ils
seront visités régulièrement tous les six mois,
par des médecins qui leur seront inconnus,
et inopinément par toutes les autorités consti-
tuées d'un département, selon le bon plaisir
de celles-ci?

Encore un mot sur les visites semestrielles
voulues par l'article 13.

Il est impossible de rien concevoir de plus
onéreux pour les malades, de plus fâcheux à
leur repos et en même temps de plus opposé à
leur guérison.

Encore une fois, je ne parle que des aliénés
pour qui tout n'est pas perdu ; car le gouvernement disposera bien, comme il voudra, de

la masse inerte des idiots, des imbéciles et des furieux incurables.

Mais, si l'on songe aux intérêts de tous ceux qui sont susceptibles de guérison, ce sera tout autre chose.

Quoi ! au moment ou dans des établissements bien tenus on entoure les malades des précautions les plus délicates, pour consolider une guérison qui commence à peine, on verra *de par la loi*, bouleverser, dans un jour, toute l'économie d'un système suivi avec persévérance pendant plusieurs mois ! les interrogatoires déjà faits, en vertu de l'article 6, seront renouvelés d'une manière bien plus fâcheuse encore avec des personnes à peu près guéries, dont il faudrait, pour tant de raisons, respecter la convalescence ! On les fera comparaître, chaque trimestre expirant, devant un juri d'invention nouvelle qui aura mission de constater leurs faiblesses, leurs souffrances morales ou même, pour quelques uns, leur opprobre, et d'en faire froidement le rapport à M. le préfet ! En vertu de cette loi, l'homme chargé de leur direction se verra contraint de décliner, en leur présence peut-être, les motifs pour lesquels on prolonge leur isolement. Rien n'est plus pitoyable qu'un pareil système. Si c'est là ce que l'on appelle de la liberté, je ne comprends plus rien à la valeur de ce mot !

Si les articles 6 et 13 du projet de loi sont nuisibles aux malades, ils ne le sont pas moins à leurs familles; car, par une inflexible loi de la nature, les uns et les autres sont solidaires

Or, conçoit-on rien de plus cruel pour une famille désolée par une humiliante catastrophe, que la nécessité de la laisser constater administrativement tous les six mois, et de révéler à tant d'inconnus une plaie honteuse que l'on voudrait cacher à tout prix.

Je pourrais appeler, à l'appui de mon opinion, une foule de faits des plus significatifs; je me bornerai à en citer quelques uns.

PREMIÈRE OBSERVATION.

Une jeune femme, atteinte d'une maladie de matrice, présente des symptômes d'hystérie qui se compliquent d'aliénation mentale; elle devient capricieuse, bizarre, emportée, brise ses vitres, ses meubles; elle injurie et frappe son mari et ses domestiques, elle babille sans cesse, s'imagine qu'elle a fait quinze ou vingt enfants, au nombre desquels elle compte le petit Napoléon; elle assure, d'ailleurs, qu'elle va accoucher encore; elle se met au lit, crie comme une femme en couche, envoie chercher son médecin et ne souffre plus que celui-ci la quitte.

Après avoir pris patience pendant un mois, son mari l'amène par ruse dans ma maison de santé : après quinze jours d'un traitement purement hygiénique, elle guérit. Quinze jours plus tard, elle retourne chez elle ; pendant un mois elle ne donne aucun signe de folie , mais alors elle tombe dans un état de mélancolie qui l'inquiéte d'autant plus, que quelques idées de suicide lui passent par la tète ; elle prend son parti et demande à rentrer chez moi ; ce qui se fait le même jour. Sa mélancolie se dissipe, ses idées de suicide l'abandonnent ; finalement, elle rentre chez elle , où elle est aujourd'hui fort tranquille , très raisonnable , et d'autant plus gaie, que son mari n'a mis dans sa confidence que moi et son médecin ordinaire.

Rentrée dans le monde , elle en fait l'ornement , autant par son esprit que par sa beauté.

Son mari n'a été gêné par aucune loi; il a placé et retiré sa femme quand il l'a jugé à propos. Plus tard , celle-ci est rentrée dans mon établissement sans autre formalité que son bon vouloir. Je demande s'il eut été fort agréable pour elle d'en faire part à M. le maire, à M. le préfet et à M. le procureur du roi, de subir dans les trois premiers jours de son entrée chez moi , la visite de MM. les médecins délégués

par M. le préfet. Dans cette hypothèse, elle eut
été contrainte de leur dire les motifs de la dé-
termination fort raisonnable qu'elle avait prise
spontanément ; ou bien il aurait fallu, qu'au
mépris du secret que je lui avais promis, je
déclarasse moi-même ce motif à ceux de mes
confrères qui seraient venus la visiter, et que
ceux-ci en fissent le rapport au préfet ; et ce
rapport aurait passé par les mains de MM. les
commis, soit à la mairie, soit à la préfecture,
soit au cabinet de M. le procureur du roi, et
cette dame n'eut pas été maîtresse de rester
chez moi, ni moi de la garder sans une autorisation en forme !.... Conçoit-on quelque chose
de plus odieux ?

DEUXIÈME OBSERVATION.

Une dame, âgée de vingt-six ans, mère de
deux enfants, en fait un troisième et prend
une fièvre muqueuse à la suite de sa couche ;
elle tombe dans le délire ; la fièvre muqueuse
passe, le délire subsiste ; il est visiblement en-
tretenu par l'influence funeste qu'exercent sur
la malade, et ses entourages et les secours mala-
droits dont on la prévient ; son isolement est
décidé ; on l'amène dans ma maison de santé ;
le changement d'air, l'habitation de la campa-

gne , l'éloignement des siens , la présence de nouveaux visages suffirent pour opérer sur elle la diversion la plus heureuse. Au bout d'un mois elle était guérie , sans autres remèdes que des soins assidus et une hygiène bien réglée ; deux mois plus tard, elle est rentrée chez elle et se porte bien aujourd'hui , bien qu'elle ait fait un quatrième enfant qu'elle a nourri avec succès.

Voilà une guérison qui , semblable à la précédente , s'est faite rapidement et secrètement; personne n'a su dans le monde que Mad. B. fût entrée dans ma maison de santé. Eut-il été juste que pour une maladie aussi courte et de si peu d'importance, on eût obligé la malade à des déclarations superflues pour son entrée et sa sortie, et à une visite médicale qui aurait eu pour résultat de l'humilier profondément après sa guérison.

TROISIÈME OBSERVATION.

Une dame nerveuse , sanguine , accoutumée à la gestion des grandes affaires , d'un caractère irascible , a la douleur de voir périr une fille chérie de la phthisie pulmonaire ; sa tête ne peut résister à un coup aussi douloureux , elle tombe dans un état de mélancolie habituel, interrompu de temps en temps par de violents accès de manie ; la malade, après deux ans révolus, n'est point incurable, tant s'en faut, la médecine a encore de bonnes raisons pour espérer une guérison complète ; mais enfin la prolongation de son isolement sera nécessaire pendant un temps plus ou moins long dont il n'est pas possible d'assigner le terme. Elle vit dans ma maison de santé, ayant le sentiment intime de sa position, raisonnant très bien à ce sujet et comprenant parfaitement qu'il y aurait péril pour elle si elle rentrait trop tôt au sein de sa famille.

Il faut dire qu'elle tient singulièrement à n'être vue que par les personnes qu'elle ne peut pas se passer de voir, ce qui est assurément très juste et très raisonnable.

Eh bien ! si le projet de loi est converti en loi, il faudra donc que le mari de cette dame ait le désagrément d'obtenir une autorisation administrative pour remplir, envers sa femme, un devoir sacré, un devoir qui n'est déjà que trop douloureux pour lui!... Et, si la guérison de cette dame se faisait attendre, il faudrait encore que son état mental fut constaté, aussitôt après la promulgation de la loi, par des médecins qu'elle n'aurait jamais vus, et qu'au bout de six mois ils la visitassent encore pour bien s'assurer si son mari, qui fait de si pénibles sacrifices pour elle, ne serait pas, par hasard, son persécuteur et son bourreau!...

Ces quelques exemples, choisis parmi tant d'autres analogues, suffiront, sans doute, pour éclairer les législateurs de bonne foi qui seront appelés à prononcer en dernier ressort sur la destinée des aliénés et de leurs familles.

C'est ici le moment de démontrer que les visites semestrielles, contre lesquelles je m'élève pour tant de motifs, auront encore le double inconvénient de remplir fort mal le but que les législateurs se sont proposés, et d'apporter le trouble et l'indiscipline dans les établissements de fous.

Et d'abord, quel est le but de ces visites, sinon de prévenir la détention inutile des malades guéris?

Mais on n'a point pris en considération que l'homme de l'art qui sera appelé à vérifier l'état mental de certaines personnes, ne pourra le faire qu'en consultant le médecin de la maison, ou les chefs d'établissements eux-mêmes. Pour constater avec connaissance de cause la position des aliénés, il ne suffit pas d'une visite, même de deux à trois heures, renouvelée tous les six mois; il faut vivre familièrement avec eux, comme le font les chefs d'établissements, ou tout au moins les visiter tous les jours, comme le font les médecins d'hôpitaux. Comment donc se pourrait-il qu'un homme de l'art, dont les apparitions n'auront lieu que de loin en loin, puisse, par ses propres lumières, prononcer sur la guérison réelle, ou seulement apparente des sujets qui lui seront présentés.

Il y a des fous qui ne déraisonnent jamais dans leurs discours et dont les actes seuls sont frappés au coin de l'extravagance; il y en a d'autres dont la folie ne se révèle que lorsqu'ils mettent la plume à la main pour faire des lettres ou des mémoires ; d'autres, avec lesquels on peut vivre pendant plusieurs jours, ou même plusieurs semaines, sans qu'il soit possible à un homme qui n'est pas prévenu, de démêler les erreurs de leur jugement, parce que leur délire roule sur des sujets qui, pour n'être pas vrais, n'en sont pas moins fort vraisemblables.

Il en est d'autres encore (ce sont ceux qu'on appelle fous raisonnants) qui savent fort bien dissimuler leurs travers et modérer leur verbiage lorsqu'ils y sont fortement intéressés, ou seulement quand ils aperçoivent de nouvelles figures.

Enfin, chacun a entendu parler de la folie intermittente : ceux-ci sont raisonnables le jour et délirent pendant la nuit; ceux-là jouissent de leurs facultés pendant des jours , des semaines et des mois entiers, et retombent ensuite misérablement dans le délire.

Je demande ce que fera le médecin chargé , par M. le préfet, de constater ces faits divers? Si c'est un homme éclairé, il ne s'en rapportera pas à lui-même, il sera forcé de consulter et le médecin , et le directeur, et les surveillants de l'établissement ; de faire enfin, une façon d'enquête, à moins qu'il ne se mette lui - même en permanence dans les maisons de santé ou dans les hospices, pour y faire précisément ce que font les directeurs et les médecins. Il est donc plus clair que le jour, qu'il ne pourra prononcer, d'après lui-même , que dans les cas évidents, et que dans les cas douteux , son intervention sera tout-à-fait inutile.

J'ai dit que non-seulement ces visites semestrielles manqueraient le but que le législateur se propose, et je crois l'avoir démontré ; il me reste à faire ressortir leurs inconvénients en tant qu'elles nuiront à la discipline des établissements d'aliénés.

Jusqu'à présent , en effet, on avait cru que, dans un établissement public ou privé, le médecin qui gouverne les malades, qui les connaît et les a suivis avec assiduité, devait être l'arbitre suprême de leur destinée , décider de l'opportunité de leur sortie ou de la prolongation de leur isolement; il importe même beaucoup , selon les auteurs les plus expérimentés, que les aliénés aient eux-mêmes cette idée de leur médecin et qu'ils croient que leur sort dépend exclusivement de sa volonté. *Medicus ordinarius instituti inspectoribus et custodibus imperet et coram ægrotantibus ut despota compareat; nisi enim maniaci persuasi sint omnem eorum sortem a medici uno arbitrio pendere, de cura actum est.* (Joseph Frank, Praxéos Med. univers. Part. II, vol. xi. pag. 411.)

Si les malades s'attendent à être visités tous les six mois par des étrangers , cette influence sera perdue ou , tout au moins , fort compromise; ils comprendront bien vite que leur liberté ne dépend plus du jugement de leur médecin ordinaire. Quand celui-ci leur contestera leur guérison ou qu'il voudra prendre avec eux le ton de l'autorité, ils en appelleront à la visite semestrielle ; de là naîtront infailliblement des conflits. En un mot, le médecin se verra menacé, à la moindre contradiction, d'une autorité étrangère et évidemment supérieure à la sienne , puisqu'elle pourra réformer ses jugements. Personne , en effet, n'est plus disposé que les aliénés à chercher au dehors des points d'appui à l'esprit de mutinerie qui leur est naturel.

Parmi les causes de troubles que la nouvelle loi apportera, sans doute, dans les maisons de santé, j'aurais dû, peut-être, signaler, en première ligne, le 1er § de l'article 20 :

« Toute personne, est-il dit, placée ou rete-
« nue dans un établissement d'aliénés, et tout
« parent de cette personne, pourront, à quel-
« que époque que ce soit, se pourvoir devant
« le tribunal qui, après les vérifications faites,
« ordonnera, s'il y a lieu, la sortie immé-
« diate. »

Cet article autorise formellement tous les aliénés à se pourvoir pardevant les tribunaux, aussi souvent que bon leur semblera, c'est-à-dire, tous les mois, tous les quinze jours, tous les huit jours ; il n'y aura pas de raison pour que cela finisse et pour que les tribunaux en obtiennent la paix. Pour mon compte, j'ai dans ma maison de santé un aliéné fort disposé à exercer la patience des juges ; il plaidera, si l'on veut bien l'entendre, contre ses enfants, contre moi, contre tout le genre humain.

En vérité, il faut n'avoir aucune connaissance des fous pour leur concéder la faculté indéfinie des réclamations judiciaires.

Avant de passer outre, je dois attirer l'attention de mes lecteurs, sur la disposition de l'article 7 dont bien certainement MM. les Députés n'ont pas senti toutes les conséquences. Je rappelle comment il est conçu.

« Dans le même délai (c'est-à-dire dans les « trois jours de réception du bulletin) le préfet « notifiera administrativement les noms, profes- « sion et domicile de la personne placée, *et les* « *causes de la maladie et du placement.*

« 1° Au procureur du roi de l'arrondissement, « de la situation de l'établissement;

« 2° Au procureur du roi de l'arrondissement « du domicile de la personne placée. »

Nous avons déjà vu dans l'article 5, que le certificat du médecin, nécessaire à l'admission de l'aliéné, devait indiquer *les particularités de la maladie, et ses causes*, si elles étaient connues. Nous avons vu pareillement, que toutes ces pièces devraient être transmises dans les 24 heures, avec un certificat du médecin de l'établissement, soit au préfet de police à Paris soit aux préfet, sous-préfet ou maires dans les départements, et nous nous sommes demandé s'il était bien conforme aux lois sévères que la discrétion impose aux médecins, de divulguer ainsi des mystères qu'il importe à eux seuls de connaître.

Croit-on en effet qu'un homme bien pénétré de ses devoirs, se décidera volontiers à transmettre certains détails confidentiels, dont il est dépositaire, à toute la hiérarchie, soit administrative, soit judiciaire d'un ou deux départements? Consentira-t-il bénévolement à déclarer que M. ou Mad. A ou B sont devenus fous par des excès de libertinage ou d'ivrognerie, par l'abus du mercure, par des habitudes solitaires, etc.? Divulguera-t-il plus volontiers *la nature* et *les particularités* de certaines maladies mentales, telle que le satyriasis ou la nymphomanie?... Ne serait-ce pas là violer, de la manière la plus flagrante, les secrets des malades et de leurs familles, les froisser dans leur honneur ?

Mais, dira-t-on, les médecins en seront quittes pour éluder la loi, en se servant, pour tous, d'une formule à peu près banale, qui n'en compromettra aucun.

Si ce résultat inévitable avait été aperçu par MM. les Députés, sans doute ils l'auraient prévenu en supprimant une disposition à laquelle la conscience des médecins ne se conformera qu'autant qu'ils le jugeront à propos.

Les articles 10 et 11 du projet de loi ont élevé quelques débats dans la Chambre des Députés. L'article 11 donne au préfet de police, à Paris, et dans les départements aux préfets le pouvoir *d'ordonner*, *d'office*, le placement de toute personne interdite ou non interdite, dont l'aliénation mentale *compromettrait la sûreté publique.*

D'autre part, l'article 10 donne aux préfets la faculté d'ordonner, sans aucune formalité, la sortie immédiate des personnes placées dans les établissements d'aliénés.

Au premier coup d'œil, il semble que l'article 11 soit entaché d'un vernis d'arbitraire inquiétant pour la liberté individuelle. On ne conçoit pas bien pourquoi ni comment MM. les préfets pourront se passer de la notoriété publique, ou d'un certificat de médecin pour faire séquestrer un sujet dont la folie leur paraîtrait troubler la société; on convient qu'une telle séquestration ne pourrait pas durer longtemps, puisqu'en vertu le l'article 15, le préfet serait obligé d'en faire part, soit au procureur du roi, soit au ministre de l'intérieur, soit au domicile du sujet séquestré, soit enfin au maire de ce domicile. Mais la défiance qui grossit le péril, fait observer que la détention illégale, si elle avait lieu, n'en serait pas moins un fait pour celui qui l'aurait subie; qu'elle pourrait être le résultat d'une erreur commise par le préfet, ou de sa mauvaise humeur et que, dans l'un et l'autre cas, le préfet pourrait toujours échapper à toute poursuite, par une fin de non-recevoir, en alléguant, par exemple, qu'il s'est trompé ou qu'il a été trompé.

Je crois que pour échapper à toute critique

et pour calmer les craintes (sans doute exagérées
des ennemis de l'arbitraire), il eût été plus équi-
table et plus prudent de limiter les pouvoirs des
préfets, comme celui de leurs subordonnés;
c'est-à-dire de ne leur accorder la faculté dont
s'agit, que moyennant une attestation de médecins, ou la notoriété publique.

L'article 10, qui accorde à la même autorité
le pouvoir de faire sortir, à son gré et sans contrôle, les personnes placées dans les établissements d'aliénés, n'est ni plus juste, ni plus raisonnable que le précédent. On se demande quelle
a pu être, à cet égard, la pensée des législateurs,
quelles sont les circonstances singulières, bizar-
res, dans lesquelles un préfet pourra se passer du
consentement des familles et des certificats de
médecins, attestant la guérison des fous pour
leur rendre la liberté, sans information, sans
enquête.

On voudrait savoir quelle est l'espèce d'infail-
libilité qu'une pareille disposition lui suppose.

Il faut en convenir, tout cela contraste singulièrement avec les autres articles d'une loi
rédigée exprès, pour protéger la liberté individuelle, et de la part d'une Chambre qui a toujours affecté d'être si chatouilleuse à cet égard.

On a pu s'apercevoir que je ne me suis point
attaché, dans la discussion des articles, à les

suivre, pas à pas, avec une minutieuse exactitude. Je me suis borné, à critiquer les dispositions de la loi qui m'ont paru les plus hostiles aux malades et à leurs familles, non pour faire systématiquement de l'opposition, ce qui, j'ose le dire, n'entre point dans mon caractère, mais par un esprit de justice et de conviction.

Ce rôle de désintéressement étant rempli, me sera-t-il permis de faire entrevoir en peu de mots tout ce que la loi adoptée par MM. les Députés renferme d'injuste à l'égard des chefs d'établissements qui ont consacré leur fortune et toute leur existence, au service des aliénés.

L'article 1ᵉʳ de la loi dit :

« Les établissements privés consacrés aux
« aliénés, sont placés sous la surveillance de la
« haute police et des autorités administratives. »

Ainsi donc ce sera sous la surveillance de la *haute police* que les maisons de santé seront placées désormais!...

Or, il faut savoir ce que c'est que la surveillance de la *haute police.*

Pour cela, il suffit d'ouvrir le Code pénal, article 11.

« La surveillance spéciale de la haute police
« (comme l'amende et la confiscation), sont
« des peines communes aux matières crimi-
« nelles et correctionnelles. »

Ceux qui, d'ordinaire, sont soumis à la surveillance de la haute police, sont les diffamateurs des autorités, les déserteurs, les provocateurs publics aux crimes et délits, les séditieux, les mendiants, les vagabonds, les prisonniers, les teneurs de maisons publiques, les repris de justice et les forçats libérés.

Et remarquez bien qu'aux termes précis **du** Code pénal, la surveillance de la haute police est *une peine*; or, *la peine* suppose *le délit.* Le délit n'existant pas encore, que je sache, la peine n'est pas seulement une absurdité, c'est une criante injustice.

N'eût-il pas été plus poli et tout aussi efficace de dire simplement que les maisons de santé seraient placées, à l'avenir, sous la surveillance *des autorités administratives?*

Enfin, aux termes de l'article 4.

« Des réglements d'administration publique
« détermineront les conditions auxquelles se-
« ront accordées les autorisations annoncées
« en l'article précédent, les cas où elles pour-
« ront être retirées, et les obligations auxquelles
« seront soumis les établissements autorisés. »

Quels peuvent être *les réglements d'administration publique* dont il s'agit, *les conditions*
auxquelles seront accordées les autorisations?
Quels seront les cas où celles-ci pourront être

retirées? Ce sont autant de questions inquié-
tantes par leur élasticité, dont on chercherait
vainement la solution dans la rédaction nébu-
leuse de l'article 4.

On ne sait, en effet, ni si ces réglements, ni
si ces conditions seront imposées par les préfets ou par le ministre de l'intérieur. Dans le
premier cas, chaque département pourrait être
affligé *de réglements* et *de conditions*, non seulement différents, mais encore opposés.

Dans le second cas, la loi laisserait à M. le ministre de l'intérieur, l'exorbitante faculté de
créer des embarras de toute sorte aux proprié-
taires actuels des établissements d'aliénés.

Il est évident que l'article 4 est beaucoup trop
facultatif pour les autorités administratives. La
loi doit être complète; il faut qu'elle ne laisse
rien à l'interprétation, et qu'elle articule clairement *les conditions* auxquelles les établissements déjà existants devront se soumettre pour
n'être point ruinés. Avec plus de franchise, on
saurait plus vite à quoi s'en tenir.

SECONDE PARTIE.

Nous vivons dans un siècle où les hommes sont plus passionnément que jamais épris de la liberté individuelle.

Il n'y pas d'effet sans cause.

L'étrange abus que l'on a fait de ce mot de liberté, a porté ses fruits. On s'est accoutumé si complaisamment à l'entendre, que les personnes mêmes qui ne conçoivent pas la liberté absolue comme possible, et qui détestent le plus cordialement les crimes qui ont été commis en son nom, s'inquiètent parfois d'elles-mêmes, et trouvent fort bon que certain article de la Charte consacre leur inviolabilité personnelle.

A force de déclamations contre la bastille, les lettres de cachet, les détentions arbitraires et autres abus attribués à l'ancien régime, les hommes les plus prévenus contre ces vieilles récriminations, ont fini par y croire, et s'imaginent qu'on ne saurait s'entourer de trop de précautions pour prévenir le retour de pareilles injustices.

Aujourd'hui on se persuade généralement qu'à défaut de lettres de cachet, il serait aisé à une famille de se débarrasser, par un détestable complot, de l'un de ses membres, sous prétexte de folie. Et comme l'amour de la liberté est aussi ombrageux de sa nature, que l'imagination humaine est habile à se créer des épouvantails chimériques, on s'est arrêté à cette supposition que les maisons de fous pourraient bien être autant de petites bastilles capables de remplacer celle que la colère des Parisiens abattit le 14 juillet. Les têtes se sont échauffées; on a donné pour raison ce qui était en question; il est demeuré convenu sans examen et sans enquête que les hospices et les maisons de santé renfermaient très certainement un grand nombre de victimes des passions humaines. Sans s'arrêter à des discussions oiseuses, on a conçu la chose comme certaine, et, dès lors, chacun s'est récrié sur la nécessité de mettre ordre à de semblables abus.

Ne nous laissons point entraîner par le torrent; soumettons ce préjugé au creuset du raisonnement et de l'expérience.

Et d'abord du raisonnement.

Il suffit, en effet, d'un peu de réflexion pour s'apercevoir qu'il ne peut être ni si facile, ni si vulgaire qu'on le croit communément, de séquestrer pour tout de bon, un citoyen, sous prétexte de folie.

Pour mettre à exécution un pareil projet, il faudrait supposer d'abord l'étonnante conspiration de toute une famille ou de plusieurs personnes perverses qui s'entendissent pour cela comme un seul homme.

La difficulté serait encore de trouver un chef d'établissement sinon assez corrompu pour se prêter à une pareille conspiration, du moins assez imprudent pour compromettre, par un tel acte, sa réputation, celle de sa maison, tout son avenir; assez aveugle, ou plutôt assez fou lui-même pour braver les périls sans nombre auxquels il s'exposerait. Je demande, en effet, quel est l'intérêt pécuniaire qui pourrait balancer, dans l'esprit d'un chef d'établissement, les peines portées par le Code pénal, contre les auteurs et fauteurs d'arrestations illégales et de séquestrations de personnes. (Code pénal, liv. III, titre II, section V, art. 341 et suiv.)

Mais dans les cas très peu probables où un chef d'établissement consentirait à courir de pareilles chances, il trouverait lui-même des obstacles invincibles à son projet, parmi ses propres subordonnés. Ceux-ci, en effet, ont des yeux et des oreilles ; on ne leur persuadera jamais qu'un homme est fou quand il ne l'est pas. Les premiers ils se récrieront contre une injustice aussi nouvelle pour eux, quand ils la toucheront au doigt et à l'œil.

A quel homme d'expérience persuadera-t-on qu'il soit si facile de s'assurer de la discrétion d'un certain nombre d'employés ou de domestiques ? Achèteront-ils le secret par des largesses ; mais c'est une manière peu sûre d'enchaîner des langues naturellement disposées à contrôler les actions du maître ; et d'ailleurs ces largesses n'auront qu'un temps ; les domestiques n'épousent pas les intérêts de ceux auxquels ils louent leurs services ; et s'ils s'en vont, quel est l'imprudent qui pourra compter sur eux ? Ne raconteront-ils pas, à la première occasion, ce qu'ils auront vu, ce qu'ils auront fait, et même, par un effet naturel de leur indiscrétion, les actes injustes dont ils se seront rendus complices

pour de l'argent, ces actes dussent-ils les compromettre eux-mêmes ?

Il est donc bien vrai qu'une séquestration
injuste dans une maison de santé, n'est pas
possible, puisqu'il faudrait supposer pour cela
un ensemble de circonstances qui ne s'est jamais
rencontré et qui ne se rencontrera jamais.

L'expérience, en effet, vient, dans cette occasion, à l'appui du raisonnement ; je ne sache
pas que depuis un demi-siècle, il soit arrivé un
seul fait de cette nature qui puisse être prouvé
d'une manière péremptoire, et qui ait donné
lieu à une réclamation sérieuse devant les
tribunaux.

Ainsi donc, un crime dont la possibilité
répugne en théorie, doit être réputé imprati-
cable. Comment se fait-il qu'au milieu des ini-
quités qui se débordent de toute part, celle
que l'on cherche à prévenir par le projet de
loi, soit inouïe ; si elle est inouïe, ne doit-on
pas en conclure qu'elle est impossible.

M. Schauenburg, par exemple, cherchant à
réfuter le préjugé commun défendu par M. de
Larochefoucault, dit formellement :

« Il y aurait de la niaiserie à admettre la
« supposition de pareil fait.... Il faudrait qu'on
« trompât les surveillants, le directeur et le
« médecin de la maison, pour faire jeter à

« l'instant même, l'homme que l'on amène, dans
« une loge de furieux, ou dans un préau d'incu-
« rables. Les choses ne se passent pas de la sorte,
« on examine toujours l'individu avant de. lui
« assigner un pareil placement. »

Séance du 7 avril, page 804 du *Moniteur*

Remarquez que M. Schauenburg s'exprimant
ainsi, parle comme membre d'un comité de
surveillance d'un établissement d'aliénés.

M. Poule réfutant, à cet égard, M. Lavielle
et M. Isambert s'exprime ainsi : « L'honorable
« M. Isambert, qui a parlé de bastilles, de lettres
« de cachet, peut donc se rassurer, car ce qu'il
« redoute ne se présentera jamais. L'expérience
« du passé doit nous tranquilliser pour l'avenir,
« et je terminerai par un fait bien remarquable,
« c'est que pendant l'espace de quarante ans,
« il n'y a pas eu un seul exemple d'atteinte
« portée à la liberté individuelle, dans la séques-
« tration ou l'isolement des aliénés. Ne perdons
« jamais de vue que les aliénés sont des malades,
« et que le premier devoir de la société est de
« veiller à leur guérison. »

Séance du 8 avril, page 818 du *Moniteur*,

On a bien entendu ce défi de M. Poule, jeté,
pour ainsi dire, à ses contradicteurs les plus
ardents. Qu'en est-il résulté? rien. Quelle ré-
ponse lui a-t-on faite? aucune. Cependant les

zélés défenseurs de la liberté individuelle de-
vaient avoir leurs poches pleines de faits pé-
remptoires, accablants. Si chacun est resté muet
à son interpellation, n'est-ce pas une preuve que
la vérité se manifeste aussi bien par le silence
des uns, que par la parole des autres?

Mais, dira-t-on, si les dispositions voulues
par le projet de loi ne sont pas admises, quelles
garanties les citoyens auront-ils contre les séquestrations arbitraires ? et qui pourra répon-
dre que les aliénés, bien guéris, ne seront
pas retenus injustement, soit dans les maisons
de santé, soit dans les hospices ?

Puisqu'on attache tant d'importance à prévenir des abus qui n'existent pas ; puisque l'on
s'obstine à croire, en dépit de l'expérience et
du sens commun, que les maisons de santé et
les hospices renferment véritablement des personnes qui n'y devraient pas être, je consens
que l'on prenne quelques précautions à cet
égard; mais je voudrais que ces précautions
fussent d'une exécution facile, et qu'elles ne
devinssent vexatoires pour personne.

Pourquoi la protection des aliénés, dont les
procureurs du roi ou les présidents du tribunal
civil devraient être les tuteurs nés, est-elle
soustraite par la nouvelle loi à leur juridiction
pour être soumise à celle des maires et des pré-

fets? N'est-il pas plus naturel, que la surveillance de ces infortunés soit confiée à l'ordre judiciaire ? C'est ainsi que les choses se pratiquent aujourd'hui, et certainement elles n'en vont pas plus mal ; je voudrais donc :

1° Que l'admission des aliénés dans les établissements publics ou privés, fut dégagée de toute entrave et se fît aussi librement que possible.

2° Que, dans l'espace de trois jours, cette admission fut régularisée par un certificat d'un docteur en médecine ou en chirurgie , certificat qui serait annexé au bulletin d'admission du malade et envoyé immédiatement au procureur du roi de l'arrondissement où est situé l'établissement.

3° Que si le malade était d'un arrondissement autre que celui où est situé l'établissement , le procureur du roi de celui-ci , signifiât à son confrère de l'arrondissement où demeure le malade , son bulletin d'admission ainsi que les causes du placement mentionné dans le certificat.

4° Que pour plus de sûreté, MM. les procureurs du roi, ou leurs substituts fussent *dans l'obligation* de visiter de temps en temps , tous les six mois, par exemple, les établissements d'aliénés, soit publics, soit privés.

5° Que les directeurs fussent tenus de leur représenter un registre dans lequel le nom des malades, leurs demeures, la nature de leur aliénation serait indiquée, ainsi que le progrès de leur maladie, vers le bien ou le mal.

6° Que chaque établissement, privé d'aliénés, eût un *médecin responsable*, et que, dans tous les établissements possibles, le médecin fût présent aux visites du procureur du roi, pour lui donner les explications et les détails dont il pourrait avoir besoin.

7° Que si, dans ses visites, le procureur du roi trouvait quelque chose de douteux dans les motifs qui ont déterminé la séquestration de tel ou tel sujet, ou bien, si cette séquestration excitait des murmures, des réclamations publiques, il lui fût loisible de faire visiter le malade, soit par le médecin de sa famille, soit par des médecins attachés à des établissements publics d'aliénés, autres que celui où est actuellement le sujet dont la maladie est en question Dans les villes comme Lyon et Paris, où, par une sage institution, il existe des médecins assermentés près les cours et tribunaux, ceux-ci pourraient être chargés de la même mission, de telle sorte, que le procureur du roi pourrait éclaircir sa conscience de trois manières différentes, ensemble ou séparément.

De cette manière, le placement des aliénés ne serait point clandestin, et cependant on respecterait, comme il doit l'être, le secret domestique. Car les procureurs du roi ou les présidents de première instance, par la nature toute paternelle de leurs fonctions, obtiendraient facilement la confiance des intéressés; on sait qu'ils sont accoutumés à la discrétion que leur impose la gravité de leur ministère.

Le dirai-je, il n'en est pas de même, à beaucoup près, de MM. les maires et de leurs adjoints, des sous-préfets, des préfets ou de leurs secrétaires. Quand un secret aurait passé par cette longue filière administrative, il ne serait plus un secret; autant aurait valu l'afficher.

Si ce simple projet était adopté, on y trouverait de quoi satisfaire les personnes raisonnables qui redoutent les détentions arbitraires, et il aurait le mérite de ne point offusquer d'une manière grave la juste susceptibilité des familles.

Je termine ma tâche en donnant quelque développement à une réflexion que je n'ai fait qu'indiquer en commençant, savoir : qu'il n'est point d'institution humaine qui ne présente des abus, et que cette vérité se lie tellement à l'essence des choses, qu'il faut apporter la plus sage circonspection à réformer ceux mêmes qui nous paraissent les plus flagrants, par la crainte de leur en substituer d'autres plus criants encore, et de blesser profondément *les masses*, en accordant un simulacre de protection *aux individus*.

Ce serait évidemment *abuser de l'abus*.

Comme il n'existe pas une des facultés de l'homme, dont il ne puisse se servir pour mal faire, il faudrait, pour être conséquent au principe qui a dicté le projet de loi que je combats, que tous les actes de la vie humaine fussent soumis au plus rigoureux contrôle.

A toute force, il se pourrait qu'un individu quelconque fût retenu forcément dans son domicile, sous prétexte de fièvre ou de tout autre accident un peu durable, tel qu'une entorse, une fracture; la chose n'est peut-être pas inouie; pour mon compte, je la conçois comme possible. Que faire pour prévenir une pareille atteinte à la liberté individuelle? Rien de mieux assurément que d'obliger les familles à faire, à M. le préfet, la déclaration des maladies dont tel ou tel des leurs pourra être affligé; sur quoi M. le préfet enverra une commission médicale pour constater si le fait est vrai, et si c'est bien de son bon gré que le malade garde les arrêts dans sa chambre [1].

On a vu des parents dénaturés refuser la nourriture à leurs enfants, les tenir prisonniers, les accabler des plus mauvais traitements; en conclura-t-on que, pour prévenir de pareils délits, il serait bon de soumettre le régime intérieur des familles au contrôle de la médecine et de la police.

On ne contestera pas qu'il ne meure tous les ans, en France, quelques individus empoisonnés clandestinement par des scélérats bien sûrs de n'avoir rien à démêler plus tard avec la police. Eh bien! pour prévenir ces attentats secrets, faudra-t-il faire ouvrir juridiquement tous les cadavres, et soumettre leurs entrailles aux recherches anatomiques et aux analyses chimiques des Orfila et des Baruel?

On voit qu'en tirant les dernières consé-

---

[1] En relisant avec attention la discussion relative au projet de loi, je me suis assuré qu'un de nos honorables (M. Duchesne), dans sa sollicitude pour la liberté individuelle, avait fait à la Chambre la proposition suivante :

« Tous parents, époux ou tuteur qui voudra retenir enfermé dans « son propre domicile une personne atteinte d'aliénation mentale, « devra s'y faire autoriser, à Paris par le préfet de police, dans les « départements par le préfet ou le sous-préfet, sur le vu d'un certifi- « cat de médecin, constatant l'état mental de cette personne. »

Il faut dire, pour l'honneur de la Chambre, que les appréhensions naïves de M. Duchesne n'ont point été partagées par elle, et que son amendement a été rejeté à une grande majorité.

quences des meilleurs principes, on finit par tomber dans l'absurde. J'admets, pour un moment, que quelques personnes aient été réellement détenues sans motifs, dans des maisons d'aliénés, on ne me contestera pas que de pareils faits ne soient très rares à cause de leur difficulté. Mais est-ce une raison suffisante pour qu'aussitôt qu'un homme a perdu la tête il n'appartienne plus à sa famille, et qu'il tombe comme un bien abandonné, dans le domaine de l'administration publique? Est-ce une raison pour qu'il ne soit plus permis de l'isoler, de le traiter, de le guérir, enfin, sans la permission d'un préfet, et surtout sans donner à un malheur affreux une publicité aussi redoutable pour le malade que pour ses entourages?....

Espérons que les familles maltraitées par le fléau toujours croissant de l'aliénation mentale, ne mettront point en vain leur confiance dans l'esprit de sagesse et de maturité qui préside constamment aux délibérations de MM. les Pairs. Nul doute qu'ils ne prennent en considération, et qu'ils ne pèsent attentivement la discussion qui précède, et les principes de pure équité qui ont servi de base à cet opuscule.

SOCIÉTÉ DE MÉDECINE DE LYON.

Extrait du procès-verbal de la séance du 22 janvier 1838.

M. le docteur *Faivre* donne lecture d'un mémoire intitulé : *Examen critique du Projet de loi sur la Séquestration des aliénés.*

Après une discussion approfondie, provoquée par cette lecture, la Société déclare approuver les idées fondamentales développées dans 'le travail de M. Faivre, et l'autorise à publier son approbation.

JANSON, *président.*

ROUGIER, *secrétaire.*

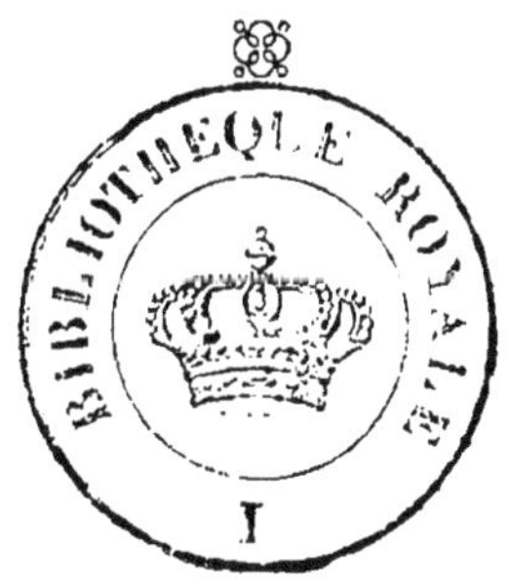